新农村

防病知识丛书

饮用水卫生

第2版

主编 郑 宁 陈志健

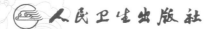

人民卫生出版社

图书在版编目（CIP）数据

饮用水卫生 / 郑宁，陈志健主编 . —2 版 . — 北京：人民卫生出版社，2022.1

（新农村防病知识丛书）

ISBN 978-7-117-32415-1

Ⅰ. ①饮… Ⅱ. ①郑… ②陈… Ⅲ. ①农村给水 – 饮用水 – 给水卫生 – 基本知识 Ⅳ. ① R123.9

中国版本图书馆 CIP 数据核字（2021）第 231195 号

| 人卫智网 | www.ipmph.com | 医学教育、学术、考试、健康，购书智慧智能综合服务平台 |
| 人卫官网 | www.pmph.com | 人卫官方资讯发布平台 |

新农村防病知识丛书

饮用水卫生

Xinnongcun Fangbing Zhishi Congshu
Yinyongshui Weisheng

第 2 版

主　　编：郑　宁　　陈志健
出版发行：人民卫生出版社（中继线 010-59780011）
地　　址：北京市朝阳区潘家园南里 19 号
邮　　编：100021
E - mail：pmph @ pmph.com
购书热线：010-59787592　　010-59787584　　010-65264830
印　　刷：中农印务有限公司
经　　销：新华书店
开　　本：850×1168　　1/32　　印张：2　　插页：2
字　　数：47 千字
版　　次：2008 年 11 月第 1 版　　2022 年 1 月第 2 版
印　　次：2022 年 1 月第 1 次印刷
标准书号：ISBN 978-7-117-32415-1
定　　价：20.00 元

打击盗版举报电话：010-59787491　　E-mail：WQ @ pmph.com
质量问题联系电话：010-59787234　　E-mail：zhiliang @ pmph.com

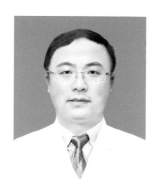

　　郑宁,浙江省金华市人民医院超声介入诊疗中心副主任,副主任医师,金华市青年科技奖获得者,金华市321人才。他主持浙江省卫生厅A类科技项目1项,金华市科技局重点科研项目3项,参与省市级科技项目5项。获得浙江省医药卫生科技奖2项,金华市科技进步奖3项。主编或参编书籍10部,在核心期刊上发表专业论文12篇。

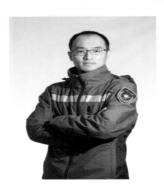

陈志健,博士,浙江省疾病预防控制中心副主任医师,近5年主持国家、省级基金、厅级项目各1项,发表SCI论文9篇;2020年赴武汉市参与新冠疫情防控支援,获集体先进称号。

《新农村防病知识丛书——饮用水卫生（第2版）》
编写委员会

主　审　楼晓明　郑寿贵

主　编　郑　宁　陈志健

副主编　王翠蓉　陈伟国　胡俊伟

编　委（按姓氏笔画排序）

　　　　王会存　王翠蓉　何奇英　汪松波

　　　　陈伟国　陈志健　郑　宁　胡俊伟

　　　　翁美贞　黄礼兰　黄维运　蒋能明

插　图　吴　超　郑海鸥

　　健康是群众的基本需求。党的十八届五中全会上,党中央提出了"推进健康中国建设"战略。可以预见,未来5年,我国将以保障人民的健康为中心,以大健康、大卫生、大医学的新高度发展健康产业,尤其是与广大农民朋友相关的基层医疗卫生,将会得到更快速的发展。在农村地区,发展与农民相关的健康产业,将大有可为。农民朋友也将会进一步获益,不断提升健康水平。

　　健康中国,必将是防与治两条腿一起走路的。近年来,随着医疗改革进入深水区,政府投入大量财力以解决群众"看病难、看病贵"的问题,使群众小病不出社区,方便就医。其实,从预防医学的角度来看,病后就诊属于第三级的预防,更有意义的举措应该是一级预防,即未病先防。而一级预防的根基就在于群众健康意识的提升,健康知识的普及,健康行为的遵守。农民朋友对健康的需求是日益迫切的,关键是如何将这种迫切需求转化为内在的动力,在预防疾病、保障健康上作出科学的引导。

　　这也是享受国务院政府特殊津贴专家的郑寿贵主任医师率队编写此套丛书的意义所在。自2008年起,该丛书陆续与读者见面,共计汇编18册。时隔8年,为了让这套农民朋友喜闻乐见的健康读本有更强的生命力,人民卫生出版社特约再版,为此,郑寿贵主任召集专家又进行了第2版修订,丰富了内容,更新了知识点,也保留了图文并茂、直观易懂的优点,相信会继续为农民朋友所喜欢。

呼吁每一位读者都积极参与到健康中国的战略实施中，减少疾病发生，实现全民健康。

浙江省卫生和计划生育委员会

60多年前,世界卫生组织(WHO)就提出了健康三要素的概念:"健康不仅是没有疾病或不虚弱,且是身体的、精神的健康和社会适应良好的总称。"1989年,WHO又深化了健康的概念,认为健康包括躯体健康、心理健康、社会适应良好和道德健康。1999年,80多位诺贝尔奖获得者云集纽约,探讨"21世纪人类最需要的是什么",这些人类精英、智慧之星的共同结论是:健康!

然而,时至今日,"没有疾病就是健康"仍是很多农民朋友对健康的认识。健康意识的阙如,健康知识的匮乏,健康行为的不足,使他们最易遭受因病致贫、因病返贫。

社会主义新农村建设是中国全面建设小康社会的基础。"要奔小康,先保健康",没有农民的健康,就谈不上全国人民的健康。面对9亿多农民的健康问题,我们可以做得更多!

为满足农民朋友对健康知识的渴求,基层卫生专家们把积累多年的工作经验,从农民朋友的角度出发,陆续将有关重点传染病、常见慢性病、地方病、意外伤害等农村常见健康问题编写成普及性的大众健康丛书。首先与大众见面的是该套丛书的重点传染病系列。该丛书以问答的形式,图文并茂,通俗易懂,相信一定会为广大农民朋友所接受。

我们真诚地希望,这套丛书能有助于农民朋友比较清晰地认识"什么是健康""什么是健康行为""常见病如何预防""生了病该如何对待"等问题,从而做到无病先防、有病得治、病后康复,促进健康水平的提高。

拥有健康不一定拥有一切,失去健康必定失去一切!

中国工程院院士　李兰娟

　　人可数日无食,却不可一日无水。水之于人的重要性不言而喻。但不卫生的水却同样可以致人失去健康。您想到过自己喝的水安全健康吗?

　　世界卫生组织的一项调查显示,全世界80%的疾病是由饮用被污染的水造成的。诧异之余,您是否知道:在我们周围,全国有3亿多农村居民存在饮水安全问题,政府正在着力解决。可见,我国饮用水的安全状况并不乐观,形势之严峻必须引起全社会的关注。

　　人不可能因噎废食,人同样不可以饮鸩止渴。

　　要想喝水喝出健康来,必须依靠科学、相信科学,要让我们的群众认识安全饮用水,主动采取正确喝水、保护饮用水的行为。同时在当前全面推动健康新农村建设之际,我们也期待着农民饮用水安全问题的同步改善,毕竟新农村离开了安全的饮用水就犹如人失去了血液。要通过宣传、教育、引导,让我们的农民朋友掌握知识,以知识的力量去推动、完成安全饮用水的改造。

　　身为基层的疾控工作者,我们热爱农村,更深刻感触到了农民朋友对饮用安全水的渴望。为此,我们编写了这本科普小读本,以问答形式,简明易懂,图文并茂,力求在饮用水的选择、怎样饮用、水与疾病等健康相关问题上能给予农民朋友一个正确的指引。保护饮用水的安全,人人有责。同时,也千万别让您不经意的日常陋习破坏了饮用水的安全性。

本书编写过程中，得到了浙江省卫生系统相关人员的指导和帮助，在此表示衷心的感谢。同时也要感谢一版编者及参考与引用国内同行文献与著作的作者，更要感谢郑寿贵主任在精力欠佳的情况下为完成本书再版所作出的巨大贡献。由于本书内容涉及面广，编著者水平有限，如有纰漏之处，恳请同行专家及广大读者不吝赐教。

编者

2021 年 6 月

目录

1. 什么是生活饮用水

生活饮用水是指供人生活的饮用水和生活用水。

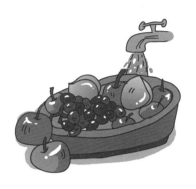

2. 什么是安全饮用水

安全饮用水是指水质卫生符合标准、水量适当、容易获取且终生饮用也不会对人体健康产生危害和风险的饮用水。

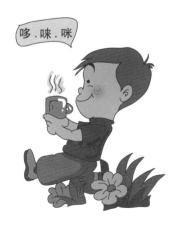

3. 饮用卫生安全水为什么很重要

水是生命之源,获得安全饮用水是人类生存的基本需求。世界卫生组织调查指出,人类疾病中 80% 与不安全饮用水有关。水还是改善和提高生活质量的必备条件之一。因此,获得安全饮用水是保障人体健康的基本条件。

4. 水在人体中起什么作用

水在人体中参与食物的消化和吸收;参与体内代谢及代谢产物的排泄;参与体温调节;保持关节、肌鞘器官润滑和柔和等,是维持生命和新陈代谢必不可少的物质。

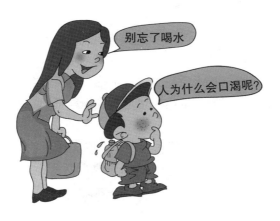

5. 成人一天需饮多少水

人体每日所需要的水量,随年龄、气候和劳动强度等因素的不同而有差异。健康成人在一般条件下每日需要水的总量为 2000 ～ 2500 毫升。

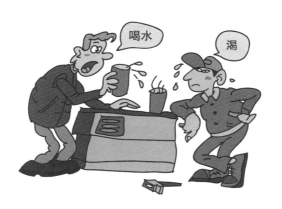

6. 人体水的供给,主要来源于哪些方面

人体中的水,主要通过三个方面补给:饮水、食物中含的水和体内代谢产生的水。

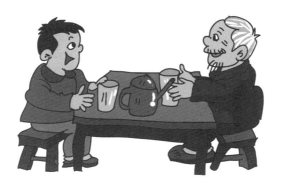

7. 喝饮料能否代替喝水

饮料不能代替水。长期喝饮料是一个身体脱水的过程,而

喝水是一个补水过程。长期过量喝饮料,能造成儿童的龋齿和肥胖。成年人过量喝饮料可能导致健康问题甚至引发疾病。

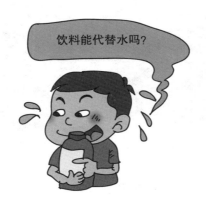

8. 饮用什么水对身体最有好处

现在市场上各种概念的水很多,如纯净水、矿泉水、天然水、蒸馏水、太空水、富氧水等。但适合我们长期饮用的水,应当是符合卫生标准的自来水。为确保卫生安全,建议喝白开水。

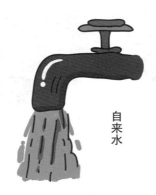

9. 什么是饮用纯净水

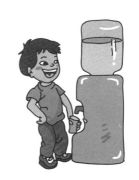

饮用纯净水是对自来水深度处理后获得的可直接饮用的水。纯净水在去除水中有害物质的同时,也可能同时去除或降低水中有益健康的矿物质含量。

10. 只喝纯净水对身体好吗

喝水是人摄入微量元素的重要途径之一,由于纯净水中几乎不含其他物质,长期饮用纯净水可能导致微量元素摄入不足,进而影响身体健康。

11. 什么是饮用天然矿泉水

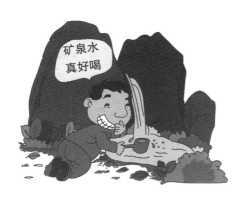

矿泉水
真好喝

天然矿泉水是从地下深处自然涌出或经人工开采的未受污染的地下水。矿泉水含有一定量的矿物盐、微量元素或二氧化碳气体。优质的矿泉水,矿物盐含量适中,含有一种或几种特殊微量元素,有利于人体健康,水质口感也较好。

12. 喝野外的泉水、溪水好不好

常有人喜欢在野外采集泉水、溪水饮用,这存在一定的安全隐患。由于这些水源所含物质不清、保护不够、易受污染等原因,不能确保水卫生。如果在受限条件下必须饮用野外水时,至少要确保烧开后饮用,切忌直接喝生水。

13. 购买瓶装饮用水应注意什么问题

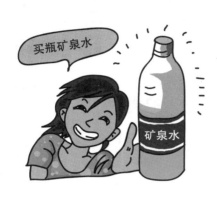

（1）尽量购买大型生产企业生产的具有一定知名度的品牌产品。

（2）查看产品标签是否有产品名称、厂名、厂址、净含量、生产日期、保质期以及各种微量元素及其含量等内容。

（3）瓶的外观应光滑、清亮,透明度高,用手挤压塑料瓶身瓶口无渗漏。

（4）水体感官性状良好,无色、透明、清澈、无肉眼可见物。

（5）打开后,在说明书要求保质期内饮用。

14. 如何喝水才能更有利于健康

喝水要适时适量,不是口渴才喝,口渴往往是身体缺水的表现,此时大量喝水事倍功半。水也不能喝太多,会加重心血管负担,甚至会引起水肿。因此,喝水最好养成定时定

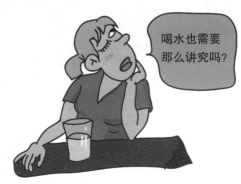

量的习惯。早晨人体经过一晚上休眠和蒸发,可以适当多喝一点水;晚上怕夜尿多造成肾脏负担,可适当少喝点水。

15. 生活饮用水有哪些卫生要求

生活饮用水需满足《生活饮用水卫生标准》(GB 5749—2006),卫生要求有①感官性状良好:必须透明、无色、无异味和异臭,无肉眼可见物;②流行病学上安全:不得含有病原微生物和寄生虫卵;③化学组成对人无害:水中所含的化学物质对人体不造成急性中毒、慢性中毒和远期危害。

16. 饮用水有卫生标准吗

有。1949 年以来,我国对饮用水卫生安全十分重视,自1955 年以来陆续出台和修订了相关规定,现行有效的标准是《生活饮用水卫生标准》。

17.《生活饮用水卫生标准》有哪些指标

《生活饮用水卫生标准》卫生指标共有五类 106 项,其中常规指标 42 项。五类指标中微生物指标 6 项,常规 4 项;毒理指标 74 项,常规 15 项;感官性状和一般化学指标 20 项,常规 17 项;放射性指标常规 2 项;消毒剂指标常规 4 项。

18.《生活饮用水卫生标准》适用于哪些饮用水

《生活饮用水卫生标准》适用于我国城市和农村的生活饮用水,不论是集中式供水还是分散式供水,都应符合该标准的要求。

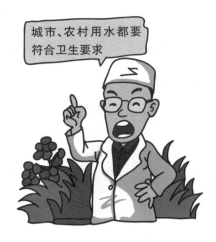

城市、农村用水都要符合卫生要求

19. 生活饮用水水质卫生是谁在做监测

目前国家的饮水卫生监测工作由卫生健康部门负责,定期在官网公开,可登录当地卫生健康部门的官方网站了解当地饮用水卫生状况。

20. 居民习惯喝开水,自来水还需消毒吗

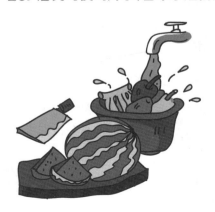

将水煮沸是一种行之有效的饮水消毒方法,但并非所有的人在所有地方或所有时间都能坚持。此外,用未经消毒的水漱口和洗涤生吃的蔬菜、水果,也是一个重要的疾病传播途径。因此,即使在有喝开水习惯的地区,供水还需消毒。

21. 饮用水中常见的超标指标有哪些

根据近年来监测结果表明,目前最常见的超标指标有微生物指标和消毒剂指标,也就是说由于消毒不够,水中出现了微生物,可能危害人体健康。因此,消毒是必须的。

22. 如何科学烧开水

使用合格的烧水壶煮沸烧开即可,质量差的烧水壶可能有温度不够、本身释放有害物质等问题。用电热水壶比用燃料等方法更健康有效。

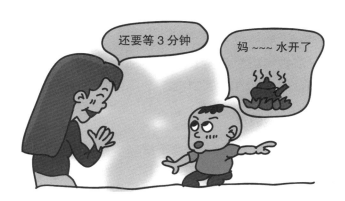

23. "千滚水"能喝吗

千滚水,一般指反复煮沸的水。以目前常见的烧水方式,已经不太有"千滚水"出现。合格的烧水设备内胆质量好,在自来水水质卫生合格的前提下,多次煮沸不会产生健康问题。但如果生水水质差,反复煮沸可能产生有害物质,因此长期饮用此类水不利于人体健康。

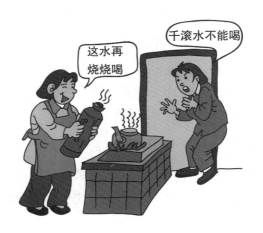

24. "隔夜水"能喝吗

在没有被污染的前提下,卫生的水煮开后,正常保存条件下,隔夜放置不会产生毒害物质。

25. 不能喝太烫的水

有人喜欢用开水泡茶,并急于饮用。太烫的水可能使口腔、消化道黏膜受伤,并诱发炎症,烫水也是上消化道肿瘤的一个高危因素。因此,不要在水很烫的时候就饮用。

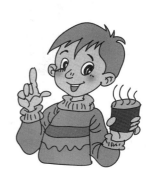

26. 阴阳水能喝吗

有的人称冷热混合后的水叫作阴阳水,只要冷水、热水卫生安全,混合后不会影响饮水水质卫生,但要注意盛水的容器是否能承受高温。

27. 消防栓里面的水可以喝吗

消防系统的水来源多是自来水,但是因为是单独管道,跟自来水并不是通用的,管材要求也不同;另外由于长久不流动,很可能达不到饮用水卫生标准,所以消防栓里的水不能喝。

28. 夏季应如何科学补水

夏天炎热,人体排汗多,相对其余季节而言,需要补充更多水分。首先,大量出汗后,尽管口渴,也切勿贪图一时痛快而快速大量喝水,而应稍作休息后适量地饮水;其次,大量出汗后,要适量补充些淡盐水,适量进食些新鲜瓜果。不宜喝大量过凉的冷饮。

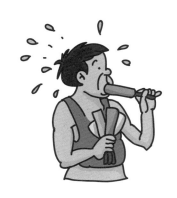

29. 清晨饮水有益健康吗

不必刻意控制清晨饮水的时间和水量,清晨可适量饮水,以温白开水为最佳。

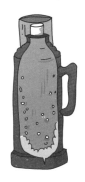

30. 为什么有的水烧开后有白色沉淀物

日常生活中所使用的水都有一定的硬度,如水硬度过高,在加热时,钙离子和镁离子的不溶性碳酸盐(碳酸钙和碳酸镁)就会从水中析出。从水中析出的盐类物质由于化学成分、结晶状态和析出的条件不同,可能形成水垢,也可能形成水渣——沉于水底的白色沉淀物。

31. 如何除去水壶和热水瓶中的水垢

将适量醋加入烧水的壶中清除水垢。热水瓶中的水垢也可用醋加热水浸泡后去除。

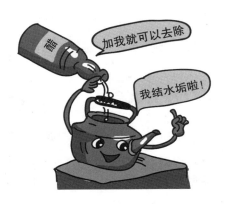

32. 桶装水一定安全吗,应如何选购和使用

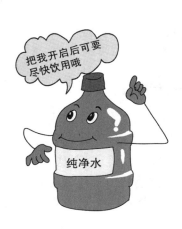

与自来水相比,桶装水常被认为干净、安全,但近年来抽检发现,桶装水合格率未必高于自来水。专家提醒消费者:桶装水的质量不仅与生产环节有关,水源、水桶、使用等任何一个环节都有可能造成污染。因此,在选购和使用桶装饮用水时应注意以下几点:应购买标注有 QS 准入标志、市场上有一定知名度的产品,无证桶装水卫生无法得到保障;另外即使是安全合格的桶

装饮用水,开封后放置时间太长也易孳生细菌,应尽量在最短的时间内饮用;桶装水饮水机也要定期清洗消毒,防止交叉污染。

33. 为什么有时候报道喝桶装水会出现诺如病毒感染

有多次报道称由于桶装水导致诺如病毒传染暴发,常见原因一是桶装水在灌装过程中即存在污染;二是在饮水机取水的同时,等量的空气经饮水机进入水桶,如果此时有感染源靠近,病毒经过空气一并进入,可能会导致所有饮用者感染发病。

34. 如何正确选购和使用饮水机

在选购和使用饮水机时应注意以下几点:①应购买具备有效的涉及饮用水卫生安全产品卫生许可批件的饮水机;②饮水机需定期清洗消毒,不要放在太阳直射处;③饮水机使用的桶装水尽量在最短的时间内饮用完。

35. 饮水机需定期清洗消毒吗

饮水机在长期的使用过程中,受各方面因素的影响,会引起污染,危害人体的健康,因此,饮水机需定期清洗消毒。

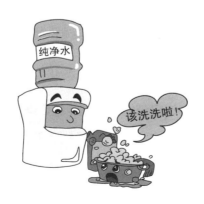

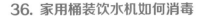

36. 家用桶装饮水机如何消毒

切断饮水机电源,取下水桶,放去饮水机腔内的剩余水,特别注意要打开饮水机背后的排污管,将余水彻底排净。用中性清洁剂清洗机体表面和托盘等部件。用镊子夹住酒精棉球,仔细擦洗饮水机机芯和盖子的内外侧。将专业消毒剂溶解到水中,充盈饮水机腔体,留置 10 ~ 15 分钟。打开饮水机的所有开关,包括排污管和饮水开关,排净消毒液。清水连续冲洗饮水机整个腔体,打开所有开关排净冲洗液体。反复冲洗多次,直至没有异味。

37. 家庭装修如何避免饮用水污染

家庭装修应使用具备有效的涉及饮用水卫生安全产品卫生批件的管材。禁止自来水管与其他非饮用水管相通。与马桶连接时要加装止回阀。

38. 常见的净水器有哪些类型

市场上常见的净水器有前置过滤器、超滤水质处理器、纳滤水质处理器以及反渗透净水器等。前置过滤器主要是过滤水中浊度等大颗粒为主,装在入户水管前端;超滤水质处理器的关键过滤部分为超滤膜,能去除大部分有机物和细菌;纳滤和反渗透水质处理器还能进一步去除重金属、氟化物等。

39. 有的景区等路边安装的直饮水能放心喝吗

如直饮水机器具备卫生许可批件,同时定期维护(清洗和更换滤芯等),可以放心饮用。

40. 如何正确选择和使用水质处理器（净水器）

可根据当地的水质状况选用合适的水质处理器。活性炭和各种滤膜是水质处理器中的主要水处理材料，要根据滤过的水量及时更换。购买时还应查看其是否具备有效的涉及饮用水卫生安全产品卫生许可批件。

41. 什么是集中式供水

自水源取水，经过净水工艺流程后，通过输配水管网送到用户或者公共取水点的供水方式称为集中式供水。为用户提供日常饮用水的供水站和为公共场所、居民社区提供的分质供水也属于集中式供水。

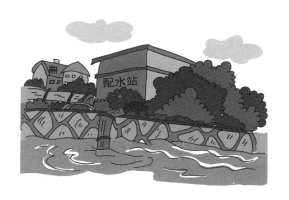

42. 从水源水到自来水，需要经过哪些处理方法

生活饮用水的水源水，不论取自何处，都不同程度地含有各种各样的杂质，因此要通过物理、化学的方法进行净化和消毒。常规净化工艺过程包括混凝沉淀（或澄清）– 过滤 – 消毒。如

地下水质好,可直接进行消毒。若水源水中含过量的铁、锰、氟等,则需特殊处理。

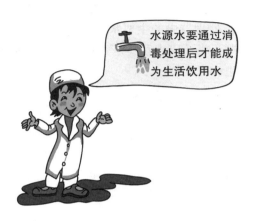

43. 集中式供水要消毒吗

要消毒。《生活饮用水卫生标准》明确规定,生活饮用水应经消毒处理。

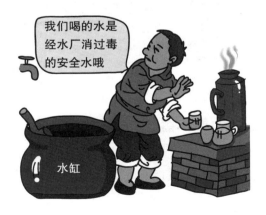

44. 饮水消毒的方法主要有哪些

我国目前饮用水消毒的方法主要有氯化消毒、二氧化氯消毒、氯胺消毒、紫外线消毒和臭氧消毒。

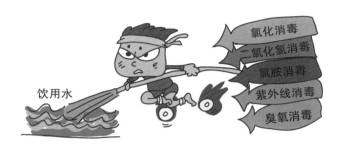

45. 消毒剂对人体有害吗

目前，我国使用的消毒剂以含氯消毒剂等强氧化剂为主，在消毒过程中可产生消毒副产物，含量过高对人体有一定的危害，因此，在达到使用目的的前提下，应适当控制消毒剂使用量。

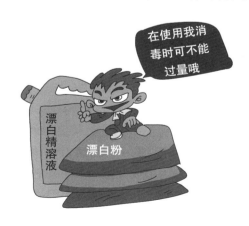

46. 什么是余氯,国家对自来水余氯有什么规定

余氯是指氯投入水中后,除了与水中微生物、有机物、无机物等作用消耗一部分氯量外,还剩余的氯量。我国《生活饮用水卫生标准》规定:集中式给水出厂水余氯应不低于 0.3 毫克 / 升,管网末梢水不低于 0.05 毫克 / 升。

47. 为什么自来水中要保证一定的余氯量

为有效抑制配水管网中细菌、大肠埃希菌等微生物繁殖而影响供水水质,必须保证自来水在到达用户时存有一定的余氯量。

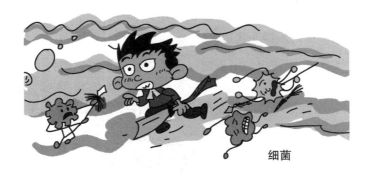

细菌

48. 为什么有时候自来水会出现乳白色

自来水在高压密闭的管道中输送时,管道中的空气会因高压而进入水中,当自来水从水龙头中流出时,水中的空气会因恢复到常压而被释放出来,从而形成无数的微小气泡,使水的外观呈乳白色,放置片刻后,即会澄清,不影响饮水卫生。

49. 饮用水为什么会发黄

发黄很可能是受到了输水管网中铁质水管内壁铁锈的影响。可将自来水放掉一些,待水质恢复清澈后再使用。如水放很久仍然为黄色,可能是管道破损导致,需联系自来水公司或卫生监督部门。

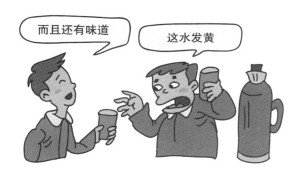

50. 什么是分质供水

分质供水是指供水系统根据用户对水质要求的不同而分开供应相应用水的一种供水形式。我国目前所推行的分质供水(也称为管道分质供水、直饮水)是将自来水进一步深度处理、加工和净化后,在原有的自来水管道系统上,再增设一条独立的优质供水管道,将水输送至用户供居民直接饮用。

51. 分质供水有哪些优缺点

由于人们日常生活用水只有 5% ~ 10% 用于饮用,因此,对于饮用这部分高品质需求的水采用分质供水(直饮水)的方式供给,更安全健康,无二次污染,做到了低质低用,优质优用,科学合理,安全卫生。但是重新铺设管道成本高,对管材要求高,维护要求高,用水量也要达到一定的量,否则陈水也可能引起健康问题。

52. 水资源有哪些种类

地球上的天然水资源有降水、地表水和地下水三类。

53. 什么是地表水,有什么特点

地表水是降水在地表径流和汇集后形成的水体,包括江河水、湖泊水、水库水等。其特点是水质较软,含盐量较少,水量和水质受流经地区地质环境和人类活动的影响较大。

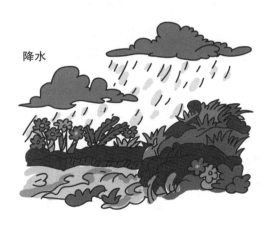

降水

54. 地下水是怎么形成的,有什么特点

地下水是由降水和地表水经土壤地层渗透到地面以下而形成。地表水在渗透过程中,一方面会过滤和吸附掉一些污染物,使污染物含量降低;另一方面也会析出一些矿物质,使地下

水矿化度增高。因此,一般情况下,地下水水质较好,但矿化度高,多属硬水。

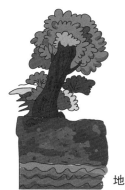

地下水

55. 为什么地下水更要防止污染

地下水尤其是深层地下水一旦遭受污染,即使查明了污染原因,消除了污染源,但由于其自净能力差,需经较长时间才能消除污染。因此,在打井及日常生活中要防止地下水遭受污染。

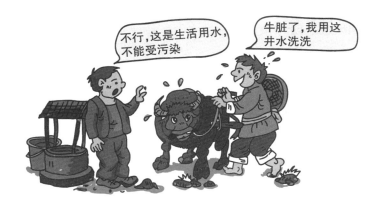

56. 农村自来水水源选择原则包括哪些方面

　　农村自来水水源选择一般应考虑以下几个方面:水质符合国家有关饮用水水源水质的规定;水量充足,保证村民枯水期用水量;便于防护,确保饮用水水源不受污染;经济合理,尽量接近主要取水地以节省工程造价。

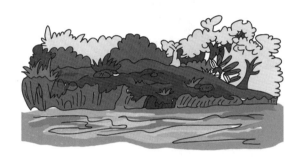

57. 水源选择的一般顺序如何

　　为便于选好水源,除依照水源选择原则外,一般应按以下顺序选择:地下水依次为泉水、深井水、浅井水;地面水依次为水库水、湖泊水、河水、山溪水、池塘水。

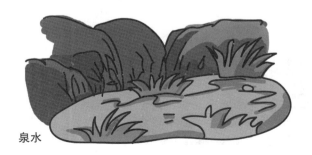

泉水

58. 水厂如何确定水源取水点

以水库水为水源,取水点宜选择在远离支流汇入口,接近大坝水面下的中上层优质水;以河水为水源,取水点宜设在污水、农田灌溉水排入口的上游,河床稳定、水位较深的河水主流地带;以湖泊为水源,取水点宜选在离支流远一些的湖泊出口附近。

59. 农村自来水也要化验吗

《村镇供水单位资质标准》(SL 308—2004)规定,供水单位应建立水质检验制度,定期对水源水、出厂水和管网末梢水进行水质检验。一、二、三类供水单位应建立水质化验室;四类供水单位应逐步具备检验能力;五类供水单位应有人负责水质检验工作。

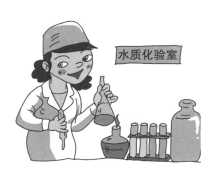

60. 村镇供水单位是按什么分类的

村镇供水单位是按实际日供水量进行分类的。水厂实际日供水量大于 10 000 吨的为一类;供水量在 5000 ～ 10 000 吨的为二类;供水量在 1000 ～ 5000 吨的为三类,供水量在 200 ～ 1000 吨的为四类,供水量小于 200 吨的为五类。

61. 村镇自来水出厂前有什么化验规定

《村镇供水工程运行管理规程》(SL 689—2013)规定了不

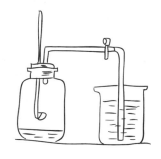

同类型的村镇供水工程水质检测指标和频次。自来水出厂前感官性状指标、pH 以及消毒剂指标、特殊检验项目每日检测一次;微生物指标按水厂类型的不同,每日或每半月检测一次;全分析则每月、每半年或每年检测一次。

62. 村镇自来水末梢水的化验有什么规定

自来水末梢水的感官性状指标、pH、微生物指标、消毒剂指标的化验一、二、三、四类水厂均每月两次,五类水厂每月一次。

63. 村镇水厂的水源水化验有什么规定

以地表水为水源水的,感官性状指标及 pH 要每日检测一次;微生物指标按水厂类型不同每周、每半月或每月检测一次;全分析则每半年或一年检测一次。地下水因其水质较地表水稳定,检测频率相对较地表水低。

64. 什么是二次供水

集中式供水在入户之前经再度储存、加压和消毒或深度处理,通过管道或容器输送给用户的供水方式为二次供水。例如,用楼顶水箱、高层建筑加压供水的蓄水池供水,均属二次供水。

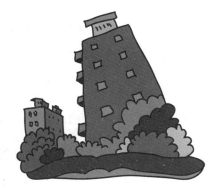

65. 为什么二次供水水质易受污染

二次供水由于增加了贮水这一环节,因而也就多了一个可能引起污染的环节。水箱如设计不合理、建造材料不符合要求、管理不善等都易造成水质污染。我国某地由于自来水二次加压蓄水池溢流管道止水阀失灵,致使污水反流到蓄水池,造成该小区千余居民出现上吐下泻的中毒症状。

66. 二次供水水箱或蓄水池设计有什么卫生要求

饮用水箱(或蓄水池)应专用,不得渗漏;水箱入孔位置和大小要满足水箱内部清洗消毒工作的需要,并加盖上锁;溢水管与泄水管均不得与下水管道直接连通;水箱的材质和内壁涂料应无毒无害;水箱的容积设计不得超过用户4小时的用水量;水箱不得与市政供水管道直接连通;水箱管道不得与非饮用水管道连接。

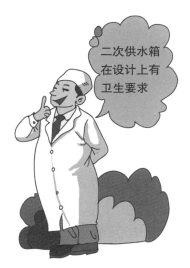

二次供水箱在设计上有卫生要求

67. 水箱清洗有规定吗

《二次供水设施卫生规范》规定:管理单位应定期对设施进行全面清洗、消毒,并对水质进行检验,及时发现和消除污染隐患,保证居民饮水的卫生安全。

68. 分散式供水方式有哪些

分散式供水是指分散居户或以联户方式直接从水源取水，无任何净水设施或仅有简易净水设施的供水方式。其供水方式主要有浅井、深井、插管井、泉水、河水、塘水、窖水等。

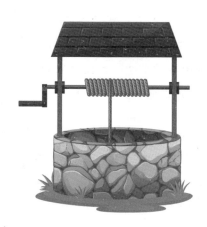

69. 分散式供水适宜选用的消毒剂有哪些

分散式供水一般都是分散居户直接从水源取水,因而水质消毒宜选用价格实惠、操作方便的消毒剂,常用的有漂白粉、漂白精粉、漂白精片等。

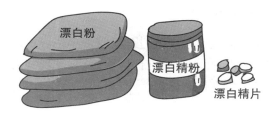

70. 分散式供水取水点有什么要求

分散式供水,取水点(或取水码头)应设置在避开岸边污染地带,并尽可能向河、溪、山泉、湖或塘的中心延伸。

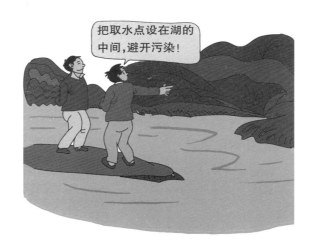

71. 如何选择井址

选择井址应从水量、水质及便于防护和使用方便等方面加以考虑。为了防止污染,水井应尽可能设在地下水污染源上游,地势高燥,不易积水,周围 20 ～ 30 米内无渗水厕所、粪坑、畜圈、垃圾场等污染源地带。

72. 建造水井应考虑哪些卫生问题

建造水井时,井底应铺垫卵石和粗砂,或多孔水泥板,以便定期淘洗;井壁应选用砖、石等材料砌成,井底以上高约 1 米的

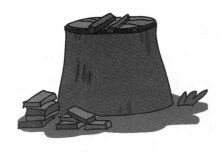

井壁,外周充填厚 30 ～ 60 厘米的沙砾,以利于地下水渗入,距离地面 1 ～ 3 米的井壁,周围应以黏土或水泥填实,内面用水泥沙浆抹平,以防污水渗入;井台半径 1 ～ 3 米,用不透水材料建造,并应便于排水;井栏一般高出地面 0.3 ～ 0.5 米,以防污水溅入或地面垃圾尘土吹入井内,并保证取水方便和安全;井口应加盖或建井房,以防禽畜接近水井。

73. 水质清澈,还需化验吗

是的。清澈的水不一定未受到污染,因为水中的微生物及一些有毒物质都是肉眼看不见的,只有通过检验,才能发现。

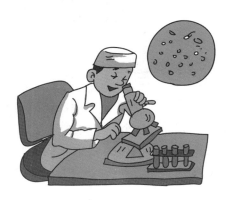

74. 哪里可以进行水质化验

一般来说,自来水厂都有自备的化验室,可进行水质化验。

另外,目前包括疾病预防控制中心等具有资质第三方检测机构均可进行水质化验。

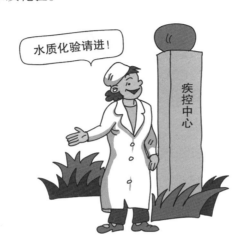

75. 洪涝灾害期间,如何保证家庭用水卫生

洪涝灾害期间水体遭受污染,饮用水必须经过净化和消毒处理。具体方法是:一担水(50 千克)加明矾或碱式氯化铝2.5 ～ 4 克,搅拌 1 ～ 2 分钟,静置 10 分钟左右,使水澄清,弃底下沉淀物,然后取漂白精片一片(按每片含有效氯 0.2 克计算)研细,用清水调成糊状倒入需要消毒的水中,充分搅拌,加盖静置 30 分钟后使用。

76. 如何保证井水卫生

井水,尤其是浅井水,污染的机会多,为保证饮水卫生,应进行定时消毒。水质清澈的井水,不必预先混凝沉淀,可直接投加消毒剂消毒。

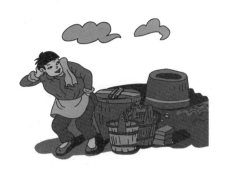

77. 井水消毒如何计算漂白粉需要量

用漂白粉消毒清洁的井水,漂白粉用量一般为每吨(立方米)水加 4 ～ 8 克漂白粉(按有效氯含量为 25% 计算),洪涝灾害期间井水遭受污染,每吨水可用 20 克,或者按说明书投加。

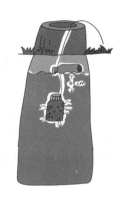

78. 如何计算井中的水量

井水量计算方法如下:

圆井水量(吨)=[井内直径 (米)]^2 × 水深 (米)×0.8

方井水量(吨)= 边长 (米)× 边宽 (米)× 水深 (米)

79. 怎样使用漂白粉消毒井水

先按井水量计算漂白粉用量,将所需的漂白粉放入容器中,加少许水调成糊状,再加适量的水,静置 10 分钟,将上清液倒入井水中,并用取水桶上下振荡数次混合,30 分钟后使用。井水消毒一般每天两次:早晨用水前及午后,家庭用水可每日消毒一次。

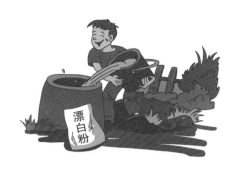

80. 井水如何持续消毒

取 1 塑料瓶,在瓶体上开若干个小孔,一般按每吨井水开小孔 2 ～ 3 个,直径约 0.4 厘米,内装一次消毒量 20 ～ 30 倍的漂白粉,拧紧瓶口,然后另取一空瓶作为浮标,用绳系上,使消毒瓶悬在井中水面下 40 厘米左右,并经常振荡以利消毒药物溢出。此法一次投药,可持续 10 ～ 20 天的消毒效果。

81. 遭受污染的水井如何清洗消毒

被洪水淹没过的水井重新启用前必须清理消毒。先将水井掏干,清除淤泥,用清水冲洗井壁、井底,再掏尽污水。待水井自然渗水到正常水位后,进行过量氯消毒,浸泡 12 ～ 24 小时后,抽出井水,再待自然渗水到正常水位后,按正常消毒方法消毒,检验合格后方可投入正常使用。

82. 什么是供水管水人员

供水管水人员是指供水单位、管理单位从事供水、管水的人员,包括从事净水、取样、检验、二次供水卫生管理及水池、水箱清洗消毒人员。

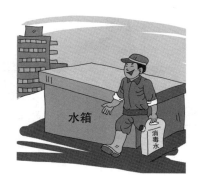

83. 供水管水人员要进行健康体检吗

《生活饮用水卫生监督管理办法》第十一条规定：直接从事供、管水的人员必须取得体检合格证后方可上岗工作，并每年进行一次健康检查。

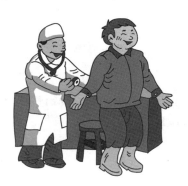

84. 患有什么疾病的人员不能从事供水管水工作

《生活饮用水卫生监督管理办法》第十一条规定：凡患有痢疾、伤寒、病毒性肝炎、活动性肺结核、化脓性或渗出性皮肤病及其他有碍饮用水卫生的疾病和病原携带者,不得直接从事供管水工作。

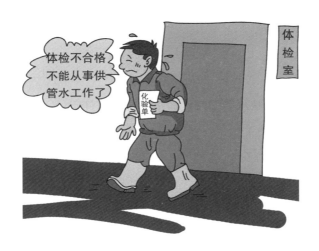

85. 未体检或体检不合格从事供管水工作,要承担什么法律责任

《生活饮用水卫生监督管理办法》规定,集中式供水单位安排未取得体检合格证明的人员从事直接供管水工作的,县级以上地方人民政府卫生行政部门应当责令限期改进,并可对供水单位处以 20 元以上 1000 元以下的罚款。

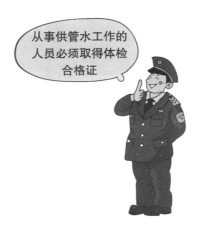

86. 水源地保护有规定吗

《中华人民共和国水污染防治法》《生活饮用水卫生监督管理办法》均规定,禁止向生活饮用水地表水源一级保护区的水体排放污水、从事旅游、游泳和其他可能污染生活饮用水水体的活动;禁止新建、扩建与供水设施和保护水源无关的建设项目。

87. 对危害水源水质的作业要承担法律责任吗

《生活饮用水卫生监督管理办法》规定,在饮用水水源保护区修建危害水源水质卫生的设施或进行有碍水源水质卫生作业的,县级以上地方人民政府卫生行政部门应当责令限期改进,并可处以 20 元以上 5000 元以下的罚款。

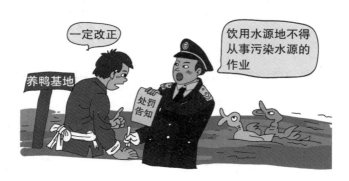

88. 地表水水源有什么防护要求

取水点周围半径 100 米的水域内,严禁捕捞、网箱养殖、停靠船只、游泳和从事其他可能污染水源的任何活动。取水点上游 1000 米至下游 100 米的水域不得排入工业废水和生活污水;其沿岸防护范围内不得堆放废渣,不得设立有毒、有害化学物品仓库、堆栈,不得设立装卸垃圾、粪便和有毒有害化学物品的码头,不得使用工业废水或生活污水灌溉及施用难降解或剧毒的农药,不得排放有毒气体、放射性物质,不得从事放牧等有可能污染该段水域水质的活动。

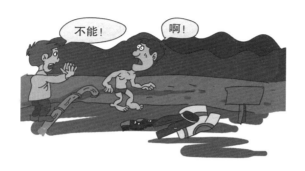

89. 地下水水源有什么防护要求

在井的影响半径范围(30 米)内,不得使用工业废水或生活污水灌溉和施用难降解或剧毒的农药,不得修建渗水厕所、渗水坑、不得堆放废渣或铺设污水渠道,并不得从事破坏深层土层的活动。人工回灌的水质应符合生活饮用水水质要求。

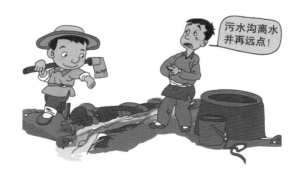

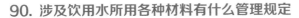

90. 涉及饮用水所用各种材料有什么管理规定

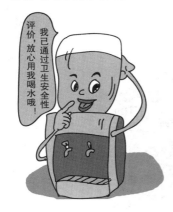

凡是在饮用水生产、供水过程中与水接触的各种材料涉及饮用水卫生安全产品（简称涉水产品）。国家对涉水产品实行卫生许可制度；对涉及饮用水卫生安全的产品，必须进行卫生安全性评价。凡涉及饮用水卫生安全的进口产品，须经国家卫生健康委审批后，方可进口和销售。

91. 为什么水质采样容器要由专业检验机构提供

采集水样的容器可用硼硅玻璃瓶或聚乙烯塑料瓶，采集微生物指标的容器除清洗浸泡之外，还须经高压蒸汽灭菌。理化项目应按待检组分的特性选择合适的容器和清洗浸泡方式。因此采集水样的容器一般由专业检验机构提供。

92. 什么是水质的感官性状指标，包括哪些项目

感官性状指标就是指凭人的感觉器官就能察觉到的指标，包括浑浊度、色度、肉眼可见物、臭和味。

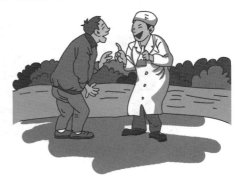

93. 感官性状指标有什么意义

天然水是无色、无臭、无味、透明的液体。我们评价一个水样，首先就是看水的感官性状。水的颜色不正常，往往提示水中有化学或生物污染物；浑浊度高可导致某些化学有害物质、细菌、病毒的含量增高；如有异臭和异味，提示水体已受到污染，水体中可能存在着对人体有害的化学物质和致病菌。

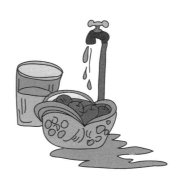

94. 水中酸碱度超标说明了什么

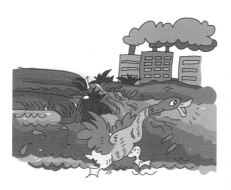

天然水的酸碱度（pH）一般在 7.2 ~ 8.5 之间。当大量酸性或碱性废水排入水体时，水的 pH 可发生明显变化；当水体受大量有机物污染时，可使水的 pH 降低；当水中含有丰富的藻类时，pH 往往会升高。

95. 水的酸碱度对健康有什么影响

通常短期内饮用水 pH 小范围波动对人的健康没有直接的影响，人体的酸碱平衡能力较强。但 pH 是最重要的水质参数之一，水处理、水的运输、水的稳定性都要求水的 pH 波动尽量小。发现 pH 波动大,意味着水质可能存在明显的波动,需及时排除是否有污染的可能。

96. 什么是水的硬度,过高的硬度对人体有害吗

硬度是指溶于水中的钙、镁盐类的总含量。硬度过高的水会造成人体肠胃功能紊乱。

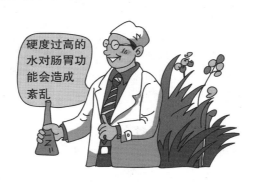

97. 饮用水铁超标有什么危害

铁化合物属低毒或微毒,饮用水中铁含量过高,不仅影响水的感官性状,使色度和浑浊度增高并产生异味,而且还可引起人体胃肠道功能紊乱。

98. 饮用水锰超标有什么危害

锰超标会影响人的中枢神经,过量摄入对智力和生殖功能有影响。水中有微量锰时,呈黄褐色。锰的氧化物能沉积在水管壁上,遇水压波动时可造成"黑水现象"。当水中锰超过 0.15 毫克 / 升时,能使衣服和白色瓷器设备着色。

99. 饮用水铅超标有什么危害

铅会严重影响人体的健康,损伤人体肝脏、肾脏、大脑、人体骨骼及血液等。铅对儿童的影响更严重,过量的铅会导致儿童永久性认知能力丧失、反应迟钝甚至造成大脑损伤,还会损害造血系统,引起贫血。铅中毒会造成成人高血压病症及生殖能力障碍。对孕妇而言,胎儿更容易受到铅的毒性影响。例如 2006 年,我国某地发生一起有色金属冶炼公司超标排污引起的铅中毒事件,368 人血铅超标。饮水中铅含量达 0.1 毫克 / 升时,可使儿童的血铅浓度超过推荐的上限值 0.3 毫克 / 升。

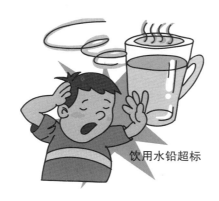

饮用水铅超标

100. 饮用水六价铬超标有什么危害

六价铬化合物在高浓度时具有明显的局部刺激作用和腐蚀作用,并能经胃肠道、呼吸道和皮肤吸收;在低浓度时是常见的致敏物质。铬在体内具有一定的积蓄作用和致癌作用。

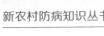

101. 饮用水中检出大肠菌群,说明了什么

当水样中检出总大肠菌群,尤其是大肠埃希菌或耐热大肠菌群时,最大限度上说明了水体受到了粪便污染,有肠道传染病发生的可能,应加强水质消毒。

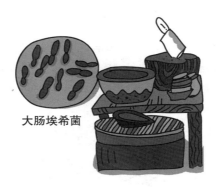

大肠埃希菌

102. 菌落总数化验有何意义

水中菌落总数可作为评价水质清洁程度和考核净化效果的指标,增多说明水体被污染或净化效果不佳。

103. 水污染主要来源于哪些方面

水污染主要来源于工业废水和生活污水、农业污水等。有时自然灾害、化学物泄漏或核放射事故,也可能造成水体污染。如 2005 年底,北方某企业发生爆炸事故,造成大约 100 吨苯类污染物注入松花江,造成以此河水为水源的某城市停水四天。

104. 水体污染物主要有哪些

水体中的污染物主要是各种病原体、霉菌、藻类等生物性污染物;铅、汞、镉、铬、砷、氮、磷、氰化物及酸、碱、盐、苯、酚、石油等化学性污染物及热污染和放射性污染物等。

105. 水体污染的主要危害有哪些

病原体污染水体,可引起疾病的暴发与流行;有毒化学物质污染水体,可使接触人群发生急慢性中毒;富营养化水体中的藻类及其毒素,不仅会破坏水体生态环境,某些藻类产生的毒素也可引起人体中毒;一些固体悬浮物和工业冷却水污染,虽然不会对人体健康产生直接危害,但可使水质感官性状恶化,破坏水生生物间的平衡关系,从而影响水体的自净能力和水的正常使用。

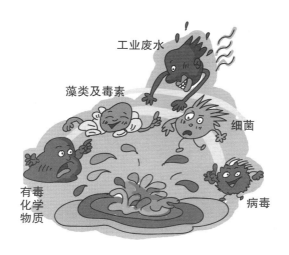

106. 周围没有排污企业，水质一定安全吗

不一定。因为虽然没有企业排放的污染物，但不同的地方，地球表面的地质化学元素分布不均，过多、过少或比例失常，可引发当地人特有的地方病。此外，生活污水、农田灌溉污水都能造成水体污染。

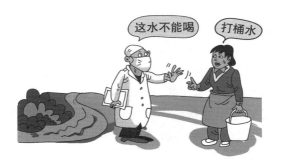

107. 与饮水有关的疾病有哪些

与饮水有关的疾病主要有地方病、介水传染病（水性疾病）、有毒化学物质污染所引起的急性和慢性中毒。

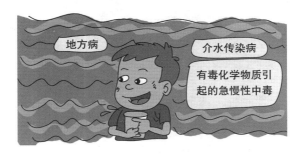

108. 什么是介水传染病,发生的原因是什么

介水传染病是通过饮用或接触受病原体污染的水而传播的疾病,又称水性疾病。其主要原因是水源受病原体污染后,未经妥善处理和消毒即供居民饮用,或处理后的饮用水在输配水和贮水过程中重新被病原体污染所致。

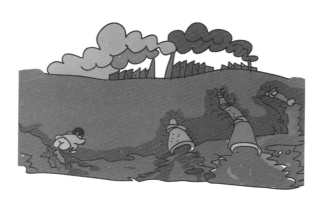

109. 介水传染病主要有哪些

最常见的介水传染病有霍乱、伤寒、痢疾、甲型病毒性肝炎、隐孢子虫病等肠道传染病及血吸虫病、贾第虫病等寄生虫病。介水传染病一般以肠道传染病多见。如 1988 年发生在上海等地的甲型肝炎暴发流行是由于吃了受甲肝病毒污染的毛蚶所致;2003 年发生在广东某地的学生副伤寒流行事件,是由于肠道致病微生物污染水体所致。

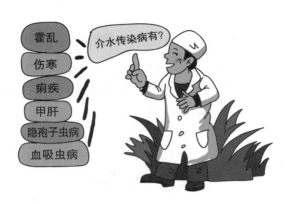

110. 介水传染病有什么特点

　　介水传染病的特点是:①水源一次严重污染后,可出现暴发流行,短期内突然出现大量病人,若水源经常受污染,则发病者可终年不断。②病例分布与供水范围一致。大多数患者都有饮用或接触同一水源的历史。③一旦对污染源采取处理措施,并加强饮用水的净化消毒后,疾病的流行能迅速得到控制。

111. 什么是蓝藻,危害大吗

　　蓝藻是一种最原始的单细胞藻类植物,种类繁多,主要分布在淡水中。在一些营养丰富的水体中,蓝藻常于夏季大量繁殖,对水生动物有很大危害,蓝藻死亡后还会产生某种毒素,污染水体并发出异臭。2007 年,国内某一大淡水湖蓝藻暴发,造成以该湖为主要饮用水源的某市百万人口饮水困难。

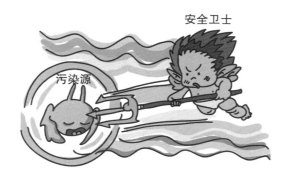

112. 什么是水俣病，发生的原因是什么

　　水俣病是世界上第一个出现的由环境污染所致的公害病。由于本病最早发现于日本水俣市，故称水俣病。其主要症状为肢端麻木、感觉障碍、视野缩小、智力低下。原因是含有汞的工厂废水排放到海湾后，经过环境和食物链的作用，甲基汞富集到鱼贝类体内，人和动物因食鱼贝类而引起甲基汞中毒。

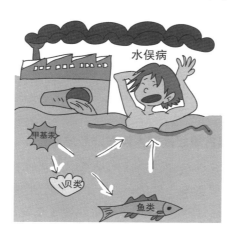

113. 什么是痛痛病,发生的原因是什么

痛痛病也是一种公害病,最早发现于日本。因为病人患病后全身非常疼痛,终日喊痛不止,因而取名"痛痛病"。原因是含镉废水污染了水体,并通过多种途径进入人体内,致使镉在体内蓄积而中毒致病。

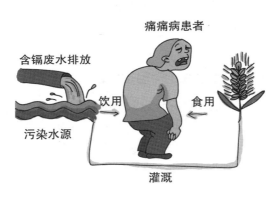

114. 与饮水有关的地方病主要有哪些

发生在某一特定地区,和一定的自然环境有密切关系的疾病称为地方病,具有地区性发病特点。与饮水有关的地方病有地方性氟中毒、地方性砷中毒、碘缺乏病等。

115. 饮用水氟含量超标对人体有哪些危害

长期摄入氟含量超标的饮用水会引起机体慢性中毒,即氟中毒。该病主要影响人体的硬组织,如牙齿、骨骼,临床表现为氟斑牙和氟骨症,以及非骨相氟中毒如神经系统损害、骨骼肌及肾脏损害。

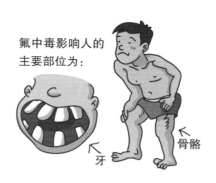

氟中毒影响人的
主要部位为:

牙

骨骼

116. 牙膏中有氟,会产生危害吗

氟是人类必需的元素,建议摄入量在相对较窄的范围内。在当地饮用水氟含量符合标准的情况下,使用含氟牙膏不会引起健康问题;如果当地饮用水有高氟情况,不建议使用含氟牙膏。

117. 水中氟含量达到多少时,可引起氟斑牙

水中氟含量与氟斑牙率的关系大致是:水中氟含量在 0.5 毫克 / 升以上时,开始出现氟斑牙;在 1.0 毫克 / 升时,氟斑牙发生率可达 20% ～ 30%;在 2.0 毫克 / 升时,可高达 80%。

118. 氟斑牙有什么危害,能治愈吗

氟斑牙是慢性氟中毒最敏感而突出的症状。轻、中度氟斑牙时,仅在牙釉质表面出现白色、黄褐色斑块;重度氟斑牙时,多数牙甚至全口牙出现黄褐色斑块,牙面失去光泽,同时有不规则的釉质缺损,影响美观,给患者造成心理负担。氟斑牙一旦形成,即使迁出高氟水区,也终身不变。

119. 氟骨症的主要症状有哪些

氟骨症是氟中毒较严重的表现之一,主要表现为腰腿痛、骨关节疼痛而僵直、骨骼变形及脊神经根受压迫一系列临床症状和体征。病程较长者可出现脊柱、四肢关节强直,脊柱侧弯或驼背,膝关节内翻或外翻,影响人的生活与劳动。

120. 饮水中砷含量超标对人体有什么危害

长期摄入砷含量超标的饮用水会引起机体慢性中毒,即砷中毒,古语俗称砒霜中毒。砷中毒可引起皮肤、周围神经损伤、肝坏死或心血管疾病,严重的可导致皮肤癌和多种内脏癌。

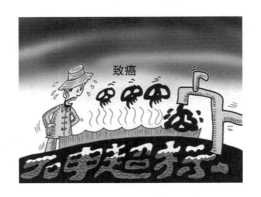

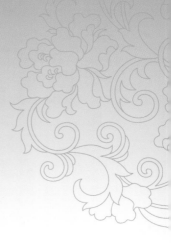

策划编辑　王缔

责任编辑　王缔

书籍设计　李蹊　刘茜

人卫智网
www.ipmph.com
医学教育、学术、考试、健康，
购书智慧智能综合服务平台

人卫官网
www.pmph.com
人卫官方资讯发布平台

关注人卫健康
提升健康素养

ISBN 978-7-117-32415-1

9 787117 324151 >

定　价：20.00 元

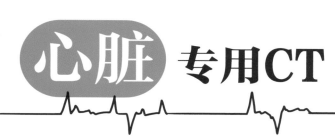

心脏 专用CT

临床应用指导

主 编 贺 毅 杨正汉 徐 磊 王振常

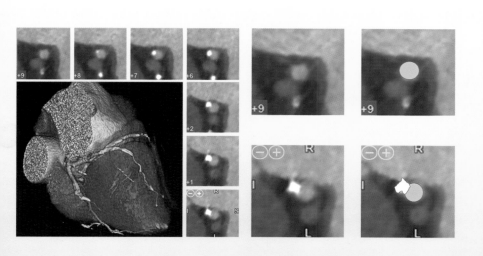

人民卫生出版社